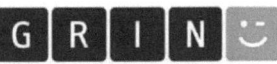

Bibliografische Information der Deutschen Nationalbibliothek:

Die Deutsche Bibliothek verzeichnet diese Publikation in der Deutschen National-
bibliografie; detaillierte bibliografische Daten sind im Internet über http://dnb.d-
nb.de/ abrufbar.

Impressum:

Copyright © 2017 GRIN Verlag, Open Publishing GmbH
Druck und Bindung: Books on Demand GmbH, Norderstedt Germany
ISBN: 9783668612860

Dieses Buch bei GRIN:

https://www.grin.com/document/387111

Sarah Sander

Der Wunschkaiserschnitt. Ein Tabubruch oder ein Schritt in Richtung Patientinnenautonomie?

GRIN Verlag

GRIN - Your knowledge has value

Der GRIN Verlag publiziert seit 1998 wissenschaftliche Arbeiten von Studenten, Hochschullehrern und anderen Akademikern als eBook und gedrucktes Buch. Die Verlagswebsite www.grin.com ist die ideale Plattform zur Veröffentlichung von Hausarbeiten, Abschlussarbeiten, wissenschaftlichen Aufsätzen, Dissertationen und Fachbüchern.

Besuchen Sie uns im Internet:

http://www.grin.com/

http://www.facebook.com/grincom

http://www.twitter.com/grin_com

Der Wunschkaiserschnitt –
Ein Tabubruch oder ein Schritt in
Richtung PatientInnenautonomie?

Sarah Sander

Inhaltsverzeichnis

Die 3 Pfeiler, die die Basis für eine Entscheidungsfindung in der Medizin
darstellen sind: Erfahrung, Wissen und Patientenwille.

(Husslein & Langer 2000, S. 853)

1. Einleitung

Jeder dritte Säugling in Deutschland erblickt das Licht der Welt per Kaiserschnitt. Das waren im Jahr 2015 insgesamt 222919 Kinder – 1991 waren es gerade einmal halb so viele Neugeborene, die mittels Sectio geboren wurden (Statistisches Bundesamt 2017, o. S.). Dabei erfolgen „[h]öchstens 10% aller Kaiserschnitte [...] aus zwingend geburtsmedizinischen Gründen, um Leben und Gesundheit von Frau und/oder Kind zu retten." (Baumgärtner & Schach 2010, S. 111) Der Kaiserschnitt zählt „zu den häufigsten Eingriffen in der Humanmedizin und ist zu einer „Routineoperation" mit sehr geringer Morbidität und Mortalität geworden." (Schuller & Surbek 2014, S. 717) Der anfängliche Noteingriff wurde im Verlauf der Jahre zu einem gängigen Geburtsmodus. Dies ist mitunter dadurch zu erklären, dass dieser Eingriff durch spezialisierte Operationsverfahren, den Antibiotikaeinsatz und geeignete Anästhesieverfahren seinen schlechten Ruf, den er noch bis in das 19. Jahrhundert hatte, verlor. Zuvor galt die Schnittentbindung als Schreckensvision der Betroffenen. Viele Frauen verbluteten peri- und postoperativ, oder starben infolge der Operation an Infektionen (ebd.). Neben der Durchführung und Nachsorge des Kaiserschnitts hat sich ebenso die Indikation für diesen Eingriff verändert. So ist die ansteigende Kaiserschnittrate auch auf das zunehmende Alter der Erstgebärenden und auf häufigere Mehrlingsschwangerschaften zurückzuführen (ebd., S. 721).

Aber nicht nur die Gefährdung von Mutter und Kind geben den Startschuss für den Operationssaal – heutzutage kann eine Sectio auf Wunsch[1] Monate vor dem Entbindungstermin vereinbart werden. Diese Tatsache stößt in der Gesellschaft auf rege Kontroversen. BefürworterInnen der natürlichen Geburt sehen in dem ärztlichen Eingriff eine Profitschinderei. Auf der anderen Seite stehen die FürsprecherInnen des Kaiserschnitts, die mit diesem Schnitt einen Schritt in Richtung PatientInnenautonomie erkennen. Die möglichen Komplikationen einer vaginalen Entbindung stehen den Risiken einer Sectio gegenüber. Seitdem der operative Eingriff an Sicherheit gewonnen hat, richtet sich der Blick vermehrt auf die Auswirkungen der natürlichen Geburt. Dabei spielen Ängste vor Beckenbodenschäden, Inkontinez, Einschränkungen der Sexualität oder Wehenschmerzen eine entscheidende Rolle. Weitere Gründe für die Zunahme der Kaiserschnittrate in Deutschland verorten sich auf anderer Ebene. Zeit- und Personalmangel, eine unterschiedliche Budgetierung beider Entbindungen, aber auch die juristische Lage treibt viele GynäkologInnen zu der Empfehlung eines Kaiserschnitts (Baumgärtner & Schach 2010, S. 114 & S.116).

Nichtsdestotrotz wird immer wieder drauf hingewiesen, dass eine natürliche Geburt einem Kaiserschnitt hinsichtlich des Geburtserlebnisses um Längen voraus ist (Husslein & Langer 2000, S. 849). Aus welchen Gründen entscheiden sich dennoch immer mehr Gebärende für einen Kaiserschnitt auf Wunsch? Diese sogenannte „Primäre Sectio", oder auch „Wunschkaiserschnitt", wird von der Deutschen Gesellschaft für Gynäkologie und Geburtshilfe e.V. (DGGG) als ein Eingriff definiert, dem keine medizinische Indikation vorausgeht. Das bedeutet, dass die Schnittentbindung aus Gründen der zeitlichen Planung erfolgt. Ängste der

---

[1] Folgend werden die Begriffe Sectio/Kaiserschnitt auf Wunsch, Wunschsectio/Wunschkaiserschnitt, geplante/r Sectio/Kaiserschnitt und elektive/r Sectio/Kaiserschnitt synonym verwendet

Frauen stellen dabei eine medizinische Indikation für den Kaiserschnitt dar - somit handelt es sich dabei nicht um einen Wunschkaiserschnitt, sondern um einen notwendigen Kaiserschnitt (OGGG 2010, S.4).

In dieser Arbeit wird jedoch kein Unterschied gemacht, ob der Wunsch nach einem Kaiserschnitt aus zeitlichen Beweggründen, Ängsten oder anderen Ursprüngen resultiert. Der Begriff Wunschkaiserschnitt wird immer dann verwendet, wenn eine Frau von sich aus den Wunsch nach einem Kaiserschnitt äußert.

In den folgenden Kapiteln werden die Vorteile und Risiken beider Entbindungsmöglichkeiten genannt. Daraufhin stehen die Beweggründe der Frauen, die sich für einen Kaiserschnitt entscheiden, im Vordergrund. Anschließend widmet sich ein Kapitel den Grundsätzen der PatientInnenautonomie, um am Schluss mit den gewonnenen Resultaten die ethische Frage dieser Arbeit diskutieren zu können:

Stellt der Wunschkaiserschnitt einen Tabubruch dar oder kann er als ein Schritt in Richtung PatientInnenautonomie anerkannt werden?

2. Vorteile und Risiken der unterschiedlichen Entbindungsarten – vaginale Geburt und geplanter Kaiserschnitt

Im folgenden Abschnitt werden die Risiken eines Kaiserschnitts mit denen einer vaginalen Geburt verglichen. Für die Ergebnisgewinnung dienen unter anderem die von 1987 bis 1990 und von 1995 bis 1998 erhobenen Daten einer Bayrischen Arbeitsgemeinschaft für Qualitätssicherung. In dieser Untersuchung wurden die Morbiditätsrisiken von Mutter und Kind nach 296916 vaginalen Entbindungen und 14883 elektiven Kaiserschnitten miteinander verglichen (Schneider 2002, S. 13). Darüber hinaus werden die Resultate des internationalen Reviews von Mylonas & Friese aus dem Jahr 2015 hinzugezogen. Einzelne kleinere Studien, die den Schwerpunkt auf spezielle Parameter legen, komplementieren die Ergebnisübersicht.

2.1 Vorteile einer vaginalen Geburt

Die vaginale Geburt ist „von der Natur vorgesehen" (Husslein & Langer 2000, s. 852). Dies stellt für viele Menschen das bedeutsamste Argument für eine Entscheidung gegen einen Kaiserschnitt dar. „Sexualität, Reproduktion und Geburt stellen noch eine der wenigen verbliebenen Urerlebnisse in unserem Leben dar." (ebd.) Das Vertrauen in den vaginalen Geburtsmodus wird seltener in Frage gestellt, als das in den operativen Eingriff eines Kaiserschnitts. Zudem spielt das Geburtserleben bei der spontanen Geburt eine wichtige Rolle. Eine Geburt ist das zugleich schmerzhafteste und glücklichste Erlebnis einer Frau. Der Stolz über die eigenständig erbrachte Leistung, das eigene Kind auf die Welt gebracht zu haben, euphorisiert die Mütter über alle Maßen (ebd., S. 853). So konstatiert Schrittenloher, dass Frauen nach einer vaginalen Entbindung ohne vaginaloperative Verfahren (Saugglocke, Geburtszange) mit 68,9 % die höchste Zufriedenheit mit diesem Geburtsmodus angeben.

Neben dem mütterlichen Empfinden sprechen auch die Parameter des Neugeborenen für diese Entbindungsmethode. Der 5-Minuten-Apgar-Wert ist bei vaginalen Geburten seltener <7 als bei Kaiserschnittentbindung. Außerdem kommt es weniger häufig zu Verlegungen des Kindes auf eine Überwachungsstation wegen Asphyxie, Hypoxie, Zyanose, Atmungsstörungen, intrakraniellen Blutungen oder Krämpfen (Schneider et al. 2001, S. 120). „Die kindliche Morbidität war mit einer Odds ratio von 0,59 signifikant geringer bei der Vaginalentbindung im Vergleich zur elektiven Sectio." (Schneider 2002, S. 14)

2.2 Risiken einer vaginalen Geburt

Schwangere Frauen sind sich über die Risiken einer vaginalen Geburt nur selten bewusst. Dabei sind diese nicht unerheblich. Schneider et. al (2001) haben festgestellt, dass Geburtsverletzungen bei vaginalen Entbindungen signifikant häufiger auftreten, als bei Kaiserschnitten (7,1%:0,5%). Dies ist auf die Anzahl der Dammrisse ersten bis dritten Grades zurückzuführen. Darüber hinaus ist das Risiko einer Plazantalösungsstörung mit einer 6-fach höheren Wahrscheinlichkeit gegenüber dem Kaiserschnitt deutlich größer (Schneider et al. 2001, S. 119). Schäden am Beckenboden mit einer möglicherweise resultierenden Harn- und Stuhlinkontinenz und negative Auswirkungen auf die Sexualität der Betroffenen gelten ebenso zu den Risiken einer vaginalen Geburt (Husslein & Langer 2000, S. 852; Farrell et al. 2001, S. 230; Chaliha et al. 2001, S. 427). Außerdem kann es zu der Notwendigkeit einer operativ assistierten Vaginalgeburt, zum Beispiel per Zange oder Saugglocke, und damit einhergehenden Schmerzen sowie einer Traumatisierung der Frau und zur vermehrten Stressreaktion des Kindes kommen (Husslein & Langer 2000, S. 852). Frauen, die einen vaginaloperativen Eingriff während der Geburt erlebt haben, sind, nach den Frauen mit Notfallkaiserschnitt, am unzufriedensten mit ihrem Geburtserlebnis (Schrittenloher 2015, S. 64).

5

2.3 Vorteile eines geplanten Kaiserschnitts

Die Vorteile eines geplanten Kaiserschnitts erstrecken sich über unterschiedlichste Art. Für einige Eltern gilt die bessere Planbarkeit als vorteilhaft. Darüber hinaus werden die Risiken, die eine vaginale Entbindung mit sich bringt, ausgeschlossen. Dazu gehören beispielsweise die Vermeidung eines Notfallkaiserschnitts, die Verletzung des Damms und die Schädigung des Beckenbodens. Es kommt außerdem seltener zu einer Plazentalösungsstörung (Schneider et al. 2001, S. 119). Natürlich werden auch die sehr schmerzhaften Wehen vermieden. In seltenen Fällen können die durch eine vaginale Geburt auftretenden tödlichen Komplikationen durch einen geplanten Kaiserschnitt vermieden werden. Dazu werden die geburtsassoziierte Zerebralparese und die intrapartale Hypoxie gezählt (Schneider 2002a, S. 7).

> Die Gesamtprävalenz dieser schweren, durch eine Geburtsasphyxie verursachten Komplikationen liegt [..] bei 5 Fällen auf 10000 Termingeburten [...]. Auch die seltenen Fälle von intrauterinem Fruchttod in der Spätschwangerschaft ohne erkennbare Ursache könnten durch einen geplanten Kaiserschnitt weitgehend verhindert werden. (ebd.)

2.4 Risiken eines geplanten Kaiserschnitts

Schneider et al. (2001) konnten hinsichtlich der leichten Komplikationen ein höheres Risiko für Wundheilungsstörungen (0,6%:1,2%), Fieber (1,7%:0,4%) und Anämie (5,3%:7,3%) identifizieren. Darüber hinaus kommt es infolge eines Kaiserschnittes häufiger zu Hysterektomien (0,02%:0,1%) und zu Thrombosen oder Embolien (0,03%:0,1%) (S. 119). Lydon-Rochelle et al. (2001) konnten in ihrer durchgeführten Befragung herausfinden, dass Frauen nach einer Kaiserschnittentbindung einen schlechteren Gesundheitszustand, eine geringere Belastbarkeit und stärkere Schmerzen angaben, als Frauen, die eine Spontangeburt erlebt haben (S. 232).

Hinsichtlich der Langzeitrisiken wird beobachtet, dass bei 25% der Frauen, die bereits eine Sectio erhalten haben, während einer weiteren Entbindung Schwierigkeiten auftreten. Dazu gehört das „Risiko der Ruptur der Sectio-Narbe während der Geburt, mit den möglichen Folgen, d. h. auch mit der Möglichkeit des neonatalen Kindstodes und der hypoxisch-ischämischen Enzephalopathie." (Schuller & Surbek 2014, S. 721) Außerdem werden vermehrt (8-mal häufiger als nach vaginalen Entbindungen) Plazentahaftungen mit einhergehenden Blutungen (Usta et al. 2005, S. 1047) und Narbenschwangerschaften (1:1800-1:2200) nach vorangegangenen Kaiserschnitten beobachtet. Mit jeder erneuten Schnittentbindung nehmen diese Risiken zu (Schuller & Surbek 2014, S. 721).

Auch für das Neugeborene können Probleme auftreten, wenn es per Kaiserschnitt entbunden wird. Der 5-Minuten-Apgar-Wert ist bei Säuglingen nach Schnittenbindungen häufiger <7 als bei Vaginalentbindungen. Es werden Anpassungsschwierigkeiten bezüglich der Atmung beobachtet, was eine Verlegung des Kindes auf eine neonatologische Spezialeinheit zur Folge haben kann (Schneider et al. 2001, S. 120). Neben den direkt auftretenden Risiken werden auch Spätfolgen einer Schnittentbindung für das Kind vermutet. Beispielsweise hat der Geburtsmodus Einfluss auf das Schmerzempfinden der Säuglinge. „Umstritten ist noch die Theorie, dass eine Sectio die Wahrscheinlichkeit einer späteren Entwicklung von Allergien und Diabetes mellitus beim Kind beeinflusst." (Schuller & Surbek 2014, S. 721; vgl. Mylonas & Friese 2015, S. 493)

Die Ergebnisse des internationalen Reviews von Mylonas und Friese bestätigen die aufgeführten Risiken einer elektiven Sectio. Außerdem machen sie auf die Möglichkeit von Komplikationen der einhergehenden Spinalanästhesie beziehungsweise der Narkose aufmerksam. Hinzu kommen eventuell auftretende Stillprobleme, die mit einer Trennung von Mutter und Kind nach der Entbindung einhergehen können. Weitere identifizierte Aspekte stellen die erhöhte Rate an extrauterinen Schwangerschaften und sogar die Infertilität nach vorangegangenen Kaiserschnitten dar (Mylonas & Friese 2015, S. 492).

2.5 Tabelle mit den Vorteilen und Risiken der beiden Entbindungsarten

Vorteile einer Vaginalentbindung	Risiken einer Vaginalentbindung	Vorteile eines geplanten Kaiserschnitts	Risiken eines geplanten Kaiserschnitts
-weniger Wundheilungsstörungen, Fieber, Anämien	-häufiger Geburtsverletzungen	-gute Planbarkeit	-häufiger Wundheilungsstörungen, Fieber und Anämien
-seltener Hysterektomien und Laparotomien	-häufiger Plazentalösungsstörungen	- seltener Plazatalösungsstörungen	-häufiger Hysterektomien und Laparotomien
-seltener Thrombosen/Embolien	-Traumatisierung durch vaginaloperative Eingriffe oder starke Schmerzen	-Vermeidung der Risiken einer Vaginalgeburt	-häufiger Thrombosen/ Embolien
-größte Zufriedenheit mit dem Geburtsmodus	- Notwenigkeit eines Notfallkaiserschnitts	- keine Wehenschmerzen	-Langzeitschäden: negative Auswirkungen auf Folgeschwangerschaften (Uterrusruptur, Plazentahaftungen, Narbenschwangerschaften, Extrauteringravidität, Infertilität)
-geringste kindliche Morbidität	-Beckenbodenverletzungen mit einhergehender Urin- oder Stuhlinkontinenz und schmerzhafter Geschlechtsverkehr		-Risiko der kindlichen Morbidität erhöht (Anpassungsschwierigkeiten bei der Atmung, Asphyxie, Hypoxie, Zyanose, Enzephalopathie)
-weniger Schmerzen nach der Geburt, schneller wieder belastbar	-geburtsassoziierte Zerebralparese und intrapartale Hypoxie beim Säugling		-Langzeitfolgen für das Kind: gestörtes Schmerzempfinden, Asthma, Diabetes?
-Vermeidung der Risiken eines			-negative Auswirkungen auf

geplanten Kaiserschnitts	den Gesundheitszustand, die Belastbarkeit und das Schmerzempfinden nach der Geburt -Stillprobleme -Risiken einer Spinalanästhesie bzw. Narkose

Tabelle 1: Vergleich der Vorteile und Risiken der beiden Entbindungsarten Vaginalentbindung und geplanter Kaiserschnitt

3. Beweggründe der Frauen für den Wunsch nach einem Kaiserschnitt

„Vordringliche Motive sind Angst vor Schmerzen und Kontrollverlust, Versagensängste und die Furcht, anderen ausgeliefert zu sein." (Bockenheimer-Lucius 2002, s. 192) Die Angst vor Schmerzen spielt dabei eine große Rolle, was diverse Untersuchungen bestätigen (vgl. Schrittenloher 2015; Waldenström 2006 & Meldender 2002). Ursprünge dieser Ängste sind meistens schmerzhafte vorangegangene Entbindungen oder bereits erlebte Notkaiserschnitte (vgl. Nilsson 2011; Nieminen 2009 & Melender 2002). Hinzu kommt die Angst vor den Komplikationen einer vaginalen Entbindung. Auch der Aspekt der zeitlichen Planung kann eine Rolle bei der Entscheidung für einen Kaiserschnitt spielen (Baumgärtner & Schach 2010, S. 108).

4. PatientInnenautonomie

Der Selbstbestimmung einer/s PatientIn liegen drei Voraussetzungen zugrunde. Dabei stellt die *Intentionalität* die erste Säule dar und „setzt voraus, das der Handelnde die Bedeutung seines Tuns, dessen wesentlichen Folgen, Chancen und Risiken überschaut und versteht." (Simon & Nauck 2013, S. 168) Die zweite Säule selbstbestimmten Handelns wird durch das

Verständnis gebildet. Dieses wird generiert, indem PatientInnen einsichtig und vor allem informiert sind. Zuletzt ist die *Abwesenheit von steuernden Einflüssen*, wie Beeinflussungen und Zwänge, notwendig, um eine selbstbestimmte Entscheidung der PatientInnen zu gewährleisten (ebd., S. 168f.). ÄrztInnen haben demnach dafür zu sorgen, dass die Säulen der Selbstbestimmung die Basis für die autonome Entscheidung der PatientInnen bilden. Sie können dieser herausfordernden Aufgabe gerecht werden, indem sie mit den Betroffenen gemeinsame Ziele verfolgen, den Nutzen und die Risiken der Intervention abwägen und den PatientInnen Alternativen aufzeigen sowie Informationen vermitteln, die gegebenenfalls durch weitere ExpertInnen ergänzt werden. Somit ist eine partnerschaftliche und keine paternalistische Entscheidungsfindung möglich (ebd., S. 177).

PatientInnenautonomie im Kontext von Schwangerschaft und Geburt bedeutet, dass eine Frau frei über die Entbindungsart entscheiden kann. GeburtshelferInnen übernehmen dabei eine Hilfs- und Unterstützungsfunktion und müssen die Autonomie der Gebärenden wahren. Frauen haben dabei ein Recht auf die Kompetenz der ÄrztInnen und GeburtshelferInnen und dürfen frei darüber entscheiden, ob sie in Krankenhäusern, Geburtshäusern oder zu Hause entbinden möchten. Zudem haben Frauen das Recht auf Informationen „über Wesen, Bedeutung und Tragweite des Ereignisses, seine Risiken, Komplikationsmöglichkeiten und Alternativen" (Bockenheimer-Lucius 2002, S. 196). Eine Aufklärung über die Risiken einer vaginalen Geburt sollte dabei vermehrt in Betracht gezogen werden.

Um die Autonomie der Betroffenen gewährleisten zu können, muss Vertrauen zu dem Entbindungspersonal aufgebaut werden.

> Das Bedürfnis der Schwangeren nach Selbstbestimmtheit wird sich wohl in den allermeisten Fällen auf den Wunsch beziehen, *in einer technisierten* und *schematisierten Geburtshilfe als Person nicht vergessen* zu werden und angesichts aller an sie gerichteten Erwartungen und Entscheidungen [...] die Entscheidungsmacht nicht zu verlieren." (Bockenheimer-Lucius 2002, S. 194)

Ein Vertrauensverhältnis mit dem sicheren Gefühl für die Frauen, dass sie bei Entscheidungen nicht außen vor stehen, ist unverzichtbar.

Zuletzt haben ÄrztInnen und GeburtshelferInnen jede Entscheidung der Betroffenen zu respektieren (Bockenheimer-Lucius 2002, S. 195ff.).

5. Diskussion

Während der Literatur- und Studienrecherche ist aufgefallen, dass nur wenige randomisiert-kontrollierte Studien im Bereich der Risikoforschung bezüglich der beiden geplanten Entbindungsarten vorliegen (vgl. Berhan & Haileamlak 2016). Aus diesem Grund sind weitere Untersuchungen notwendig, um alle Risiken einer geplanten vaginalen Entbindung einem geplanten Kaiserschnitt gegenüberzustellen. Die aufgeführten Ergebnisse geben jedoch einen Überblick und haben ergeben, dass ein geplanter Kaiserschnitt hinsichtlich der mütterlichen Kurzzeitmorbidität weniger Komplikationen aufweist als die vaginale Entbindung. Demgegenüber stehen die Langzeitrisiken für zukünftige Entbindungen nach einer Sectio und die Risiken für das Neugeborene.

Die Studienergebnisse zeigen, dass beide Entbindungsarten Vorteile als auch Risiken für Mutter und Kind mit sich bringen. Angesichts der tabellarischen Übersicht wird deutlich, dass die Liste der Risiken eines Kaiserschnitts länger ist, als die der Risiken einer vaginalen Entbindung. Trotz des deutlichen Rückgangs der Morbiditäts- und Mortalitätsrisiken eines geplanten Kaiserschnitts, sind die Komplikationen eines solchen

Eingriffs nicht zu unterschätzen. Uterusrupturen, Hysterektomien, Plazentationsstörungen und postoperative Fälle von Thrombosen, Embolien oder einer Sepsis treten signifikant häufiger bei Kaiserschnitten auf, als bei Vaginalentbindungen (Mylonas & Friese 2015, S. 493). „Ein wesentlicher Schaden der medizinisch nicht begründeten Sectio liegt darin, dass eine *gesunde* Frau zu einer *Patientin* und für die Zukunft zu einer *Risikoschwangeren* wird." (Bockenheimer-Lucius 2002, S. 194) Auch die Gesamtmorbidität des Neugeborenen ist bei geplanten Kaiserschnitten stärker ausgeprägt, als nach Spontanentbindungen (Schneider 2001, S. 120).

Demgegenüber steht die Entscheidungsfreiheit der Patientin.

> Die Autonomie des Patienten, verstanden als das Recht, über die eigenen Belange und insbesondere den eigenen Körper selbst zu entscheiden, gilt heute als Voraussetzung medizinischen Handelns. Nicht der Arzt als wissenschaftlich ausgewiesener Experte, sondern der Patient als Experte seines eigenen Lebens soll letztendlich über Mittel und Ziele ärztlichen Handelns entscheiden. (Wiesemann & Simon 2013, S. 9)

„Patientinnen und Patienten haben Anspruch auf eine individuelle, nach ihren Bedürfnissen ausgerichtete Behandlung und Betreuung." (Bundesärztekammer 2017, o. S.) Die Bundesärztekammer weist hiermit auch auf die Notwendigkeit einer umfassenden Aufklärung hin und macht auf die gemeinsame Entscheidungsfindung aufmerksam (ebd.).

„[D]ie Gründe der Frauen [sind] nachvollziehbar und ernst zu nehmen: Sicherheit für das Kind, Furcht vor Beeinträchtigungen des Kindes durch normale oder instrumentelle Geburt, [...] Furcht vor Schmerzen, [...] Furcht vor Verletzungen im Dammbereich, die zu Harn- oder Stuhlinkontinenz führen sowie Frucht vor gestörtem Sexualempfinden." (Bockenheimer-Lucius 2002, S. 191) Diese Beweggründe müssen respektiert werden.

Darüber hinaus zeigt die moderne Medizin, dass nicht immer eine medizinische Indikation für einen operativen Eingriff vorliegen muss. Es gibt vergleichbare Fälle, in denen PatientInnen aus eigenem Wunsch heraus operative Eingriffe ermöglicht werden. Hierzu zählen beispielsweise der Brustaufbau infolge einer Karzinomentfernung, Brustverkleinerungen oder -vergrößerungen, Schwangerschaftsabbrüche oder Sterilisationen. „In all diesen Bereichen haben wir uns offenbar schon längst daran gewöhnt, dass der Wunsch der Patientin [...] über das medizinische Vorgehen entscheidet." (Husslein & Langer 2000, S. 854) „Die Sectio auf Wunsch ist solchen Eingriffen gleichzustellen, sofern sie nach gehöriger Aufklärung mit wirksamer Einwilligung vollzogen wird und medizinisch jedenfalls nicht kontraindiziert ist." (DGGG 2010, S. 9)

Es ist jedoch fraglich, inwiefern eine Entscheidungsfreiheit und PatientInnenautonomie besteht, wenn PatientInnen eine unzureichende Aufklärung seitens des geburtsassistierenden Personals erhalten. Daher ist eine ausführliche Beratung und Aufklärung, im Verlauf und am Ende der Schwangerschaft, notwendig. Dabei sollten GeburtshelferInnen auf Fragen der Frauen eingehen, sich mit deren Sorgen und Ängsten auseinandersetzen und evidenzbasiert die Risiken und Vorteile **beider** Entbindungsarten aufzeigen. Zudem ist es von hoher Relevanz, dass die/der Beratende ihre/seine eigene Meinung zurücknimmt, damit eine selbstgewählte Entscheidung ermöglicht wird (Husslein & Langer 2000, S. 854). Eine geeignete Leitlinie für Frauen, die nach einer Sectio eine vaginale Geburt wünschen, wurde von dem Royal College of Obstetricians and Gynaecologists im Jahr 2015 veröffentlicht (vgl. Royal College of Obstetricians and Gynaecologists 2015). Mit Hilfe dieser Leitlinie können GynäkologInnen gemeinsam mit den Betroffenen die Risiken beider Entbindungsarten abwägen. Es werden Kontraindikationen aufgezeigt, die mittels ausgewerteter Studien erhoben wurden. Zudem sind alle zu beachtenden Aspekte in Form einer Checkliste aufgeführt, die im Falle eines Wunschkaiserschnitts zu berücksichtigen sind.

Striebich & Tegethoff (2014) konnten anhand von fünf narrativen Interviews mit schwangeren Frauen, die vorerst einen Kaiserschnitt planten, sich im Anschluss einer Beratung jedoch für eine vaginale Entbindung entschieden haben, die Bedeutsamkeit der Aufklärung und der Angstbewältigung herausstellen. Im Anschluss eines Beratungsgesprächs änderten zwei Frauen ihre Einstellung hinsichtlich des gewünschten Kaiserschnitts grundlegend und zwei Frauen entschieden sich mit einer zugesicherten perinatalen Analgesie und individueller Hilfestellung für eine vaginale Geburt. „Die Interviewteilnehmerinnen nannten ausreichend Zeit, eine vertrauensvolle Atmosphäre und Akzeptanz als wichtige Aspekte der Beratung." (Striebich & Tegethoff 2014, S. 2) Zudem wurde das Beratungsgespräch durch eine/n ExpertIn durchgeführt, die/der evidenzbasierte Informationen und vor allem die Zuversicht in eine zu bewältigende Spontangeburt vermittelte (ebd.). Dies zeigt, dass eine ausführliche, individuelle und einfühlsame Beratung die Ängste vor einer Spontangeburt mindern und somit die Entscheidung der Betroffenen nachhaltig beeinflussen können. Darüber hinaus

> „muss man bei der Besprechung des Entbindungsmodus berücksichtigen, dass die Patientinnenzufriedenheit bei der unkomplizierten Vaginalentbindung am höchsten ist. Dann allerdings folgt die elektive Sectio [...], an dritter Stelle rangiert die vaginaloperative Entbindung. Am wenigsten zufrieden sind Patientinnen, die eine Notfall-Sectio erhalten haben." (Schneider 2002, S. 14)

Dies ist mit dem Umfang an Selbstbestimmung, Individualität und Kontrolle der Frauen während der Entbindung zu erklären. Je größer die Mitbestimmungsmöglichkeit der Gebärenden ist, desto größer ist die Zufriedenheit mit dem Geburtsmodus. Außerdem wirkt sich eine kurze Geburtsdauer (< 6 Stunden) positiv auf die Zufriedenheit der Frauen aus (Schrittenloher 2015, S. 62ff.).

6. Fazit

Die Kaiserschnittrate ist in den letzten Jahren stark angestiegen. Neben der medizinisch indizierten Sectio, spielt auch die Sectio auf Wunsch dabei eine Rolle. Das Thema Wunschkaiserschnitt polarisiert Menschen in vielen Bereichen. Seien es direkt betroffene schwangere Frauen mit deren PartnerIn, ärztliches und pflegerisches Personal, oder Personen, die sich mit ethischen Fragen auseinandersetzen. Die Aussage „Eine natürliche Geburt ist das Beste für das Kind", steht der Annahme „Die PatientInnenautonomie steht an erster Stelle" gegenüber. „Die Kaiserschnittentbindung ist aus dem geburtshilflichen Alltag nicht mehr wegzudenken. Allerdings ist eine sorgfältige, neutrale Beratung der Schwangeren über die Geburtsformen unabdingbar, und sollte bei der Beratung der Schwangeren einen wichtigen Platz einnehmen." (Schuller & Surbek 20014, S. 721f.) Beide Geburtsmodis weisen Vorteile und Risiken auf und es ist Aufgabe der GynäkologInnen, die Betroffenen darüber zu informieren. Erst dann können die Frauen eine Entscheidung für sich abwägen. Denn die Autonomie der PatientInnen setzt voraus, dass ÄrztInnen über bestehende Möglichkeiten aufklären, anstatt auf paternalistische Weise Entscheidungen abzunehmen und aufzuerlegen. ÄrtzInnen sind „kompetent für die Diagnose und Behandlung, die Patientin ist kompetent für Wertesystem und verantwortlich für ihre Lebensgestaltung. Erst im Dialog dieser beiden Kompetenzen kann ein integrativ alle relevanten Gesichtspunkte berücksichtigendes ethisches Urteil gefasst werden." (Virt 1998, o. S. zit. n. Husslein & Langer 2000, S. 853) Es liegen bereits Konzepte vor, die eine umfassende Beratung ermöglichen. Die Leitlinie des Royal College of Obstetricians and Gynaecologists bietet hier einen Ansatzpunkt. Dennoch sind weitere Beratungs- und Betreuungskonzepte für Schwangere sinnvoll, bei denen zum Beispiel die Angst vor der Entbindung und die Analgesie unter der Geburt besondere Beachtung finden sollten.

Der Wunschkaiserschnitt sollte demnach keinesfalls ein Tabuthema darstellen, sondern – im Gegenteil - vermehrt thematisiert werden! Erst auf diese Weise wird es möglich, die Wünsche und Ängste der Betroffenen ernst zu nehmen und bei der Umsetzung einer patientInnenorientierten Beratung einen Schritt in Richtung PatientInnenautonomie voranzukommen.

7. Quellenverzeichnis

- Baumgärtner, B. & Schach, C. (2010): Wunschkaiserschnitt – ein Tabubruch? In: Kolip, P. & Lademann, L. (Hrsg.): Frauenblicke auf das Gesunsheitssystem. Frauengerechte Gesundheitsversorgung zwischen Marketing und Ignoranz. Weinheim und München: Juventa. S. 108-123.

- Berhan, Y. & Haileamlak, A. (2016): The risks of planned vaginal breech delivery versus planned caesarean section for term breech birth: a meta-analysis including observational studies. Verfügbar unter: http://onlinelibrary.wiley.com/doi/10.1111/1471-0528.13524/epdf [letzter Zugriff 04.09.2017].

- Bockenheimer-Lucius, G. (2002): Zwischen „natürlicher Geburt" und „Wunschsectio": Zum Problem der Selbstbestimmtheit in der Geburtshilfe. In: Ethik Med 2002 (14) 186-200.

- Bundesärztekammer (2017): Patientenrechtegesetz. Verfügbar unter: http://www.bundesaerztekammer.de/aerztetag/aerztetage-ab-2006/115-deutscher-aerztetag-2012/beschlussprotokoll/top-i-gesundheits-sozial-und-aerztliche-berufspolitik/patientenrechtegesetz/i-05-patientenrechtegesetz/ [letzter Zugriff 19.09.2017].

- Chaliha, C.; Sultan, A. H.; Bland J. M.; Monga, A. K. & Stanton, S. L. (2001): Anal function: Effect of pregnancy and delivery. American Journal of Obstetrics and Gynecology 2001 (185) 427-432.

- DGGG – Deutsche Gesellschaft für Gynäkologie und Geburtshilfe. Leitlinien, Empfehlungen, Stellungnahmen. Absolute und relative Indikationen zur Sectio caesarea. Verfügbar unter: https://www.dggg.de/start/leitlinien-stellungnahmen/leitlinien/leitlinie/absolute-und-relative-indikationen-zur-sectio-caesarea-287/ [letzter Zugriff 29.08.2017].

- Farrell, S. A.; Allen, V. M. & Bekett, T. F.: Parturition and urinary incontinence in primiparas. American Journal of Obstetrics and Gynecology 2001 (97) S. 230-356.

- Husslein, P. & Langer, M. (2000). Elektive Sectio vs. vaginale Geburt – ein Paradigmenwechsel in der Geburtshilfe? In: Gynäkologe 2000 (33) S. 849-856.

- Lydon Rochelle, M- T.; Holt, V. L. & Martin D. P. (2001): delivery method and self-reported postpartum general health status among primiparous women. In: Pediatric and Perinatal Epidemiology 2002 (15) S. 232-240.

- Melender, H.-L. (2002): Experiences of fears associated with pregnancy and childbirth: a study of 329 pregnant women. In: Birth 2002 (29) S. 101-111.

- Mylonas, I. & Friese, K. (2015): The indications for and risks of elective cesarean section. In: Deutsches Ärzteblatt International 2015 (112) S. 489-495.

- Nieminen, K.; Stephansson, O. & Ryding, E. L. (2009): Women's fear of childbirth and preference for cesarean Section – a cross-Sectional study at various stages of pregnancy in Sweden. In: Acta Obtetricia et Gynecologica Scandinavica 2009 (88) S. 807-813.

- Nilsson, C.; Lundgren, I.; Karlstrom, A. & Hildingsson, I. (2011): Self reported fear of childbirth and its association with women's birth experience and mode of delivery: A longitudinal population-based study. In: Women Birth (2011).

- Royal College of Obstetricians and Gynaecologists (2015): Birth after previous caesarean birth. Verfügbar unter: https://www.google.de/search?q=birth+after+previous+caesarean+bi rth&ie=utf-8&oe=utf-8&client=firefox-b&gfe_rd=cr&dcr=0&ei=a-WnWbLwCs3c8AfmrrrQCQ [letzter Zugriff 31.08.2017].

- Schneider K. T. M. (2002): Sectio nach Wunsch – Muss man hinsichtlich der Morbiditätsrisiken umdenken? In: Gynäkologisch Geburtshilfliche Rundschau 2002 (42) S. 12-14.
- Schneider K. T. M.; Schelling M.; Gnirs, J. & Lack, N. (2001): Wunschsectio und Morbiditätsrisiken bei Mutter und Kind. In: Huch, A.; Chaoui R. & Huch, R. (Hrsg.): Sectio caesarea. Bremen: Uni-Med. 1. Auflage. S. 118-121.
- Schneider, H. (2002a): Die Wunschsectio – Eine gleichwertige Alternative zur Spontangeburt? In: Gynäkologisch Geburtshilfliche Rundschau 2002 (42) S. 4-11.
- Schrittenloher, V. (2015): Peripartale Einflussgrößen auf Geburtsmodus und Zufriedenheit unter besonderer Beachtung des Wunschkaiserschnittes. Dissertation. München: Ludwig-Maximilians-Universität zu München.
- Schuller, R.-C. & Surbek, D. (2014): Section caesarea: Aktuelle Kontroversen. In: Therapeutische Umschau 2014 (12) S. 717-722.
- Simon, A. & Nauck, F. (2013): Patientenautonomie in der klinischen Praxis. In: Wiesemann, C. & Simon, A. (Hrsg.) (2013): Patientenautonomie. Theoretische Grundlagen – Praktische Anwendungen. Münster: mentis. S. 167-179.
- Statistisches Bundesamt (2017): Krankenhausentbindungen in Deutschland. Jahre 1991 bis 2015. Verfügbar unter: https://www.destatis.de/DE/ZahlenFakten/GesellschaftStaat/Gesundheit/Krankenhaeuser/Tabellen/KrankenhausentbindeungenKaiserschnitt.html [letzter Zugriff 28.08.2017].

- Striebich, S. & Tegethoff, D. (2014): Wege der Überwindung des Kaiserschnittwunsches bei Schwangeren, die das erste Kind erwarten: Implikationen für die Beratung in der Geburtsklinik - eine qualitative Studie. Verfügbar unter: https://www.researchgate.net/publication/288989319_Wege_der_Ub erwindung_des_Kaiserschnittwunsches_bei_Schwangeren_die_das_e rste_Kind_erwarten_Implikationen_fur_die_Beratung_an_der_Gebur tsklinik_-_eine_qualitative_Studie [letzter Zugriff 12.09.2017].

- Usta, I. M.; Hobeika, E. M.; Musa, A. A.; Gabriel, E. G. & Nassar, A. H. (2005): Placenta previa-accreta: Risk factors and complications. In: American Journal of Obstetrics and Gynecology 2005 (193) S. 1045-1049.

- Virt, G. (1998): Der Patient ist Person. Festvortrag im Rahmen der Schlußveranstaltung der 39. Jahrestagung der ÖGC in Baden.

- Waldenström, U.; Hildingsson, I. & Ryding, E. L. (2006): Antenatal fear of childbirth and its association with subsequent caesarean Section and experience of childbirth. In: BJOG 2006 (113) S. 638-646.

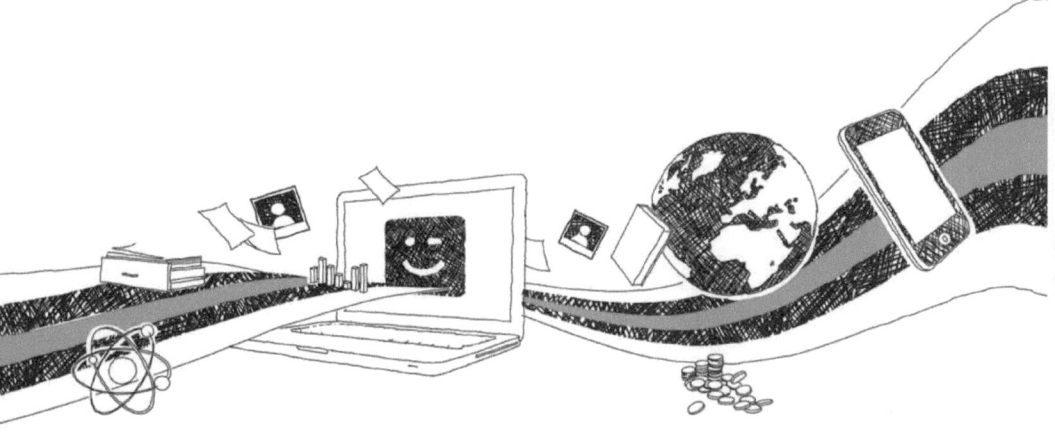
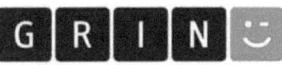